AF586213

DISCOURS

PRONONCÉ

A LA SOCIÉTÉ LIBRE DES PHARMACIENS DE PARIS,

Le 16 Nivôse, an V.me de la République,

PAR LE CITOYEN FOURCROY,

LORS DE SON ADMISSION DANS CETTE SOCIÉTÉ,

ET

RÉPONSE

DU CITOYEN TRUSSON, Directeur.

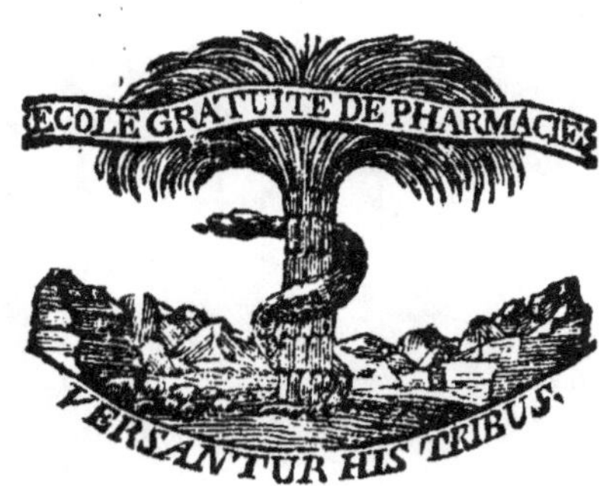

A PARIS,

Chez QUILLAU, Impr. de la Société libre des Pharmaciens, rue du Fouare, numéro 2, Division du Panthéon-français.

AN V DE LA RÉPUBLIQUE FRANÇAISE.

DISCOURS
SUR
L'UNION DE LA CHIMIE
ET
DE LA PHARMACIE,

Prononcé à la Société libre des Pharmaciens de Paris,

Le 16 Nivôse, an V de la République,

PAR LE CITOYEN FOURCROY,

LORS DE SON ADMISSION DANS CETTE SOCIÉTÉ.

ATTACHÉ par les liens les plus étroits au Collége de Pharmacie de Paris, né & presque élevé dans son sein, nourri de ses leçons, & des exemples de ceux de ses membres qui se sont illuſtrés par leurs découvertes dans la science de la nature, j'étois en quelque ſorte aggrégé de cœur à ses travaux et à ses succès long-temps avant de l'être de fait et par son choix. En m'appellant à partager la nouvelle carrière que la Société libre des Pharmaciens de Paris ouvre aux sciences naturelles, en m'associant de plus près à ses destinées, elle a comblé l'un de mes vœux les plus chers; mais elle m'impose en même temps un nouveau devoir, celui de contribuer aux progrès qu'elle se propose de faire faire à l'art pharmaceutique, ainsi qu'à la marche des sciences sur lesquelles il repose, et auxquelles il doit rapporter ses propres succès. J'ai cru que pour marquer ette intéressante époque de ma vie, pour attacher la chaîne de mes plus doux souvenirs à celle de mes plus douces espérances, je devais vous entretenir des rapports que je n'ai cessé d'observer, et de recueillir entre l'étude des phénoménes de la nature et l'art d'en approprier les diverses productions à nos maladies, entre les altérations successives que les corps naturels éprouvent dans les vastes atteliers du globe, et les modifications que le Pharmacien leur donne dans son laboratoire, entre les expériences chimiques en un mot, et les procédés pharmaceutiques.

Dans une Société occupée toute entière des diverses branches de l'histoire de la nature, les faits et les raisonnemens qui en découlent, doivent remplacer le luxe des paroles, et bannir les formes oratoires; l'éloquence est ici renfermée dans la propriété des expressions, le plus bel ornement d'un discours est sa simplicité, sa clarté; et si quelquefois l'élévation du sujet que l'on y traite, et la grandeur des idées qu'on y expose, donnent un caractère de majesté à nos paroles, ce caractère, d'un style inhérent aux choses mêmes, consiste uniquement dans la pureté du langage et dans la précision des mots. Je me hâte donc d'entrer dans mon sujet, et de tracer d'abord le cercle qui le renferme. Prouver que la Pharmacie est la véritable origine de la chimie, que celle-ci doit ses premières connaissances exactes à la préparation des médicamens, que devenue plus vaste, la Chimie ne s'est séparée de la Pharmacie qu'en apparence, et qu'elle y est toujours restée attachée, que les progrès de l'une sont irrévocablement et réciproquement inséparables des progrès de l'autre; montrer que la Chimie peut rendre à la Pharmacie autant de services qu'elle en a reçus, qu'un isolement réciproque serait funeste à l'une comme à l'autre, mais qu'il est heureusement impossible, puisque leur liaison est inhérente à la nature des choses; démontrer la nécessité de lier plus étroitement encore la Chimie à la Pharmacie qu'on ne l'a fait depuis l'époque sur-tout où l'aggrandissement rapide de la première a paru faire craindre sa séparation de la seconde; proposer enfin à la Société de nouveaux moyens de rendre cette union plus intime, et d'accélérer les progrès de l'une et de l'autre, en resserant les liens qui les rassemblent et en empêchant à jamais leur dissolution, voilà ce que je me suis proposé de traiter dans ce discours. Je n'ignore pas que la plupart des exemples qui pourraient me servir de preuves, comme les vérités que j'aurai à énoncer, sont connus du plus grand nombre d'entre vous ; mais je ne dois pas non plus dissimuler que la manière dont j'envisage mon sujet, les diverses faces qu'il m'a présentées, ses rapports avec toutes les découvertes récentes de la Chimie, trop peu répandues peut-être dans les Laboratoires de Pharmacie, en font non-seulement un sujet entiérement neuf, mais même la matière d'un Ouvrage important, d'un Traité digne de faire époque dans les fastes des Sciences naturelles. Aussi n'exigez pas de moi que je suive ici ce plan dans toute l'étendue qu'il présente à mon esprit, et tel que je sens qu'il pourrait être exécuté. Depuis long-temps cet ouvrage roule dans ma pensée ; les matériaux s'en accumulent tous les jours ; si je ne m'abuse, il ne ressemble à aucun de ceux qui existent ; je vais plus loin encore, tel que je l'ai conçu en m'en pénétrant profondément, cet ouvrage n'est pas le fait d'un seul homme ; quelques connaissances qu'il possède, quelque zèle qu'il y apporte, quelque activité qu'il y mette, quelque facilité au travail qui le distingue, il ne pourra jamais en embrasser tout l'ensemble, en saisir également toutes les parties ; voilà pourquoi j'ai cru devoir vous en entretenir ; voilà aussi pourquoi ce que j'ai à vous dire aujourd'hui n'est qu'une ébauche, un premier dessin ; c'est un cannevas que je vous offre ; chacun de vous est appelé à en achever quelque partie ; le nombre des travailleurs ne saurait y être trop considérable ; son achevement ne pourra être que l'ouvrage du temps et d'une collection nombreuse d'individus habiles. C'est un tableau où l'un doit faire le ciel, l'autre le paysage lointain ; celui-ci, les fleurs ; celui-là, l'architecture ; tel les figures nues ; tel autre les draperies, tel autre encore les animaux ; et il aura même cet avantage sur l'art d'Appelle, que loin d'y trouver cette diversité, souvent choquante et discordante de forme, de manière, de coloris, qui s'apperçoivent toujours dans les tableaux de plusieurs mains, plus il y aura eu de coopérateurs pour le faire et plus on y remarquera d'ensemble et d'uniformité.

A la vérité, pour que ce but soit rempli ; les travailleurs doivent convenir de leur marche, leurs pas doivent être symétriques et comme parallèles, leur intention commune, leur harmonie parfaite, et jamais une circonstance plus heureuse ne s'est rencontrée que celle où la société vient de s'organiser sous les auspices de la liberté et de la constitution républicaines : jamais plus belle occasion ne s'est offerte de donner un nouveau lustre à la pharmacie et d'associer ses destinées à celles d'une science qui, après avoir tiré d'elle son premier éclat, doit réfléchir sur elle toute la lumiere dont elle brille. Ne voyez donc dans l'exposé rapide que j'ai résolu de tracer ici, qu'un simple apperçu d'un travail que vous êtes tous destinés à completter ; ce sera à vous, si le cadre vous convient, que sera due la gloire de le remplir.

Mon sujet, si je me suis suffisamment expliqué, renferme les temps écoulés, embrasse l'avenir, et se saisit sur-tout du présent; il s'enrichit du passé, il fertilise le temps qui nous appartient, il éclaire l'âge qui nous succédera; il lui convient donc 1°. de tracer l'histoire de la pharmacie qui n'a presque point eu encore d'historiens; 2°. de bien reconnaître l'époque où nous sommes arrivés, les grandes ressources qu'elle nous offre, les moyens de les faire servir aux progrès de la raison humaine; 3°. d'apprécier ensuite les espérances si bien fondées, qu'on peut concevoir, de contribuer au bonheur des nations par des découvertes précieuses, par une alliance éternelle entre la chimie et la pharmacie. Sur ces trois points également importans, combien de détails piquans et curieux, l'histoire même de la chimie ne fourniroit-elle pas pour traiter le premier, quoique dans cette carrière historique les auteurs aient cherché à rapporter tout à la science chimique proprement dite. En exécutant cette première partie de mon plan, vous verriez les historiens de la chimie remontant jusques dans l'obscurité des premiers âges connus, s'égarer quelque temps dans les fables, s'arrêter dans les atteliers des principaux arts métalliques, y chercher vainement une origine probable de la chimie, et ramenés à chaque pas dans les laboratoires de pharmacie, vous les ſurprendriez, soit dans les monumens des Egyptiens occupés autant à fixer leurs préparations pharmaceutiques que les procédés de leurs arts, soit chez les Grecs et les Romains, rapporter les connaissances de Gallien, de Dioscoride, à l'art de composer les médicamens; soit chez les Arabes, en analysant les ouvrages de Rhazès, de Mésué, d'Avicenne, de Sérapion, sous le rapport de la chimie, marquer encore une des époques les plus riches de la pharmacie, et trouver, au lieu de composés chimiques, une foule de compositions pharmaceutiques. Il résulterait bientôt de ces recherches exactes que la chimie est vraiment tirée de la pharmacie, qu'elle a long-temps été exclusivement pratiquée, étudiée par les pharmaciens; que les découvertes chimiques sur les sels, les terres, les métaux, les plantes, les animaux, sont autant de produits de l'art d'extraire et de préparer les médicamens, depuis les essais informes du philosophe Démocrite l'Abdéritain, jusqu'à Schroder, l'un des premiers auteurs d'une bonne pharmacopée chimique vers le tiers du dernier siécle. Au milieu des ridicules prétentions des Paracelsistes et des Adeptes, vous compoſeriez une immense liste des travaux qui ont fondé les véritables bases de la Chimie, et qui n'avaient eu pour premier but que de disposer et d'approprier les substances naturelles au soulagement ou à la guérison des maladies. Vous auriez spécialement, dans cette liste aux temps dont je parle, le pourpre minéral, l'or fulminant, le turbith minéral, les divers précipités mercuriels, le minium, le colcothar, l'antimoine diaphorétique, le beurre d'antimoine, les magisteres sulfureux et métalliques, les fleurs, les teintures, les terres, les alcalis caustiques, et tant d'autres préparations qui ont fourni autant de matériaux utiles aux chimistes, que de médicamens héroïques aux médecins; vous observeriez en même temps les appareils de distillation, de fusion, de calcination, de sublimation, se perfectionnant peu-à-peu et toujours dans les laboratoires pharmaceutiques. Que serait-ce, si, passant de ces dernières époques encore obscurcies par les préjugés du grand œuvre, des panacées, des signatures, et par toutes les folies humaines que le flambeau de la physique expérimentale n'avait point encore dissipées, à la brillante époque de la naissance des sociétés académiques, vers le milieu du dernier siècle, immédiatement après les grandes vues de Bacon, de Descartes, de Leibnitz, et les découvertes de Galilée, de Toricelli, d'Otton de Guerick et de Newton, vous suiviez les pharmaciens portant de leurs laboratoires, où ils s'étaient comme renfermés jusques-là, les nouveaux résultats de leurs expériences et de leurs analyses, dans le sein des académies qui, après celles *del Cimento* et de la société royale de Londres, se sont si promptement multipliées dans toute l'Europe, et vos regards seraient long-temps arrêtés sur notre illustre académie des sciences. Alors, pour ne vous tracer que ceux qui ont le plus de droit à notre intérêt, aux travaux des Lefevre, des Glazer, des Beguin, des Lemort, des Rouviere, vous verriez succéder ceux des Charas, des Boulduc, des Geoffroy, des Lemery, et précipitant votre course jusqu'au temps de l'un et l'autre Rouelle, nos maîtres à tous, vous reconnaîtriez la Chimie inséparable de la Pharmacie, profitant de toutes ses lumières, s'allumant véritablement au feu de ses fourneaux, et vivant, en quelque sorte, toute entière du fond de ses expériences comme du produit de ses conceptions. De cette dernière école, celle de Rouelle, si recommandable par les belles recherches qui y ont été faites pendant quarante ans, et par les élèves si fameux depuis, qui y ont puisé le goût et les vrais principes de la science, vous verriez sortir du foyer même des opérations pharmaceutiques, et se répandre par des copies aussi multipliées que rapides, ces leçons savantes où tous les procédés chimiques étoient décrits, et où brilloit avec autant d'éclat que de méthode, ce beau modèle d'analyse végétale qui a ouvert la carrière à nos analystes modernes.

Mais bientôt la scène changeroit tout-à-coup

à vos yeux, et un nouvel ordre de choses s'offriroit à vous : quelques années après le milieu de notre siècle, la Chimie portant son vol plus haut, et faisant une sorte de divorce avec sa première mère, vous paroîtroit quitter les laboratoires de Pharmacie, et transportée dans les cabinets de Physique expérimentale, abandonner l'utile préparation des médicamens, s'élancer à de plus hautes destinées, et donner aux Physiciens de nouveaux moyens de concevoir comme d'expliquer les plus grands phénomènes de la nature. Vous pourriez craindre que semblable à ces fils ambitieux qui renonçoient aux arts exercés par leurs peres, pour se livrer à des professions d'un rang supérieur, la Chimie oubliant son origine et sa naissance, pour s'ennoblir par de nouvelles conquêtes, et pour marcher l'égale des ſciences nées long-temps avant elle, n'allât jusqu'à dédaigner les modestes foyers de la Pharmacie où elle avoit vu le jour, et qui avoient long-temps soigné son enfance. Il est vrai que devenue plus riche, plus ambitieuse, plus avide de gloire, vous ne la verriez plus habiter exclusivement les laboratoires de Pharmacie ; vous l'appercevriez puisant dans tous les trésors des Arts et des Manufactures, alliée à la Physique qui a manqué pendant quelque temps l'entraîner à sa perte mais dont elle a elle-même rectifié la conduite, prendre tout-à-coup un nouvel essor, se créer une existence indépendante, puis accompagnée de riche cortége d'une foule de découvertes sur des corps légers incoërcibles comme inconnus jusques-là, planer bientôt sur toutes les sciences, les éclairer toutes d'une vive lumière, guider la marche du Minéralogiste, ouvrir de nouvelles routes au Zoologiste, essayer même d'assûrer les pas chancelans du Médecin, ne connoissant plus d'entraves, & volant sur les aîles du génie, changer ses premiers principes arbitraires en une méthode sevère et géométrique, réformer son langage avec ses idées : semblant enfin dans son état nouveau méconnoître sa mère, et ne plus compter la Pharmacie qu'au nombre de ses affiliés, sur lesquels il lui suffit de jetter de temps en temps un coup d'œil. Rassurez-vous cependant : ce torrent impétueux et rapide dans son cours ne seroit rien, sans la source qui lui a donné la naissance ; cette fille si fière et si grande ne pourra oublier son toit paternel ; des souvenirs ineffaçables et l'attrait irrésistible de respirer en quelque sorte l'air natal, la ramèneront sans cesse aux lieux de son berceau ; elle y trouvera encore une nourriture suffisante, quand sa mère ne lui en interdira pas l'accès. C'est ainsi que pendant qu'elle éprouvoit en France une révolution qui sembloit l'éloigner de plus en plus des laboratoires de Pharmacie, et qui devoit la faire changer de face, elle restoit fidèle à un de ses plus chers favoris, uniquement occupé de la préparation des médicamens ; elle inspiroit à Schèele, au milieu même de ses travaux pharmaceutiques, des decouvertes immortelles sur l'arsénic, l'acide oxalique, le manganèse, le molybdène, le tungstène, le spath fluor, l'acide prussique, le lait, la pierre de la vessie ; elle lui dictoit sur les mêmes fourneaux à côté des vases où il préparoit les apozèmes, les médecines, les électuaires, les syrops, ces belles expériences sur la lumière, le calorique et l'air, qui l'ont conduit aux résultats les plus sublimes, et qui l'ont mis en quelques années à côté de son maître Bergman au rang des plus illustres Chimistes de l'Europe. Voyez encore quel intime rapprochement, quel heureux accord règne entre la science de l'analyse et l'art de préparer les médicamens, dans le vœu formé par l'illustre inventeur de la Doctrine française, par Lavoisier, lorsque sur le point de perdre une grande fortune par les efforts de la tyrannie dont il ne savoit pas que sa vie même deviendroit la proie, il espéroit trouver une ressource aussi honorable qu'analogue à ses goûts dans l'exercice de la Pharmacie. Ici loin que la Chimie s'éloignât et s'isolât de la Pharmacie, n'alloit-elle pas se jetter dans ses bras, faire avec elle une nouvelle et pure alliance, lui rendre ce qu'elle en avoit emprunté, et cimenter cette illustre réunion par la conquête du Fondateur d'une nouvelle Ecole, de celui que cette belle Science sembloit avoir choisi pour être le réformateur de ses loix et de ses procédés.

Ne craignons donc pas une séparation funeste, et qui n'aura jamais lieu; voyons plus que jamais nos deux Sciences, comme deux compagnes fidèles vivant réellement à frais communs dans les Laboratoires des Klaproth, des Hermbstadt, des Westrumb, des Wiégleb, Pharmaciens distingués par leurs nombreuses découvertes. Que ne m'est-il permis de joindre à ces noms célèbres ceux de nos Confrères qui honorent leur art comme la France, et que le monde savant compte parmi les Chimistes les plus distingués ? Que ne puis-je citer ici les recherches sur les mines de fer, sur les marbres, sur les précipités mercuriels, sur les teintures, sur les éthers, sur le phosphore, sur les substances métalliques et terreuses nouvellement découvertes, sur les eaux minérales, sur l'analyse végétale, et en particulier sur les acides gallique, benzoïque subérique, sur celle du colchique, de la laitue, de l'opium, sur le charbon de tourbe, sur le lait, la bile, l'urine, le sang, etc. Que ne m'est-il permis d'annoncer tant de travaux et de découvertes dûs à des Pharmaciens Chimistes de Paris ? Leur liste que vous prononcez tous, tandis que le soin de notre propre gloire me force au silence, ne prouve-t-elle pas, en la comparant, à celle que fournissent les autres états de la Société, qu'il n'est pas à craindre que la Pharmacie cesse jamais d'être liée à la Chimie.

Si les faits nous manquoient pour dissiper nos craintes, le raisonnement n'auroit-il pas suffi pour les empêcher de renaître ? En effet, comment traiter presque toutes les substances de la nature, emprunter à tous les règnes leurs productions, les purifier, les extraire, les mêlanger, les combiner, les altérer de toutes les manières, créer sans cesse de nouveaux produits, faire agir entre une foule de corps cette force d'attractions électives que la nature y a placée, sans observer ses loix, sans voir les changemens qu'ils éprouvent, sans réfléchir sur les phénomènes qu'ils présentent, sans s'éléver à la connoissance des causes auxquelles ils sont dûs, sans enfin devenir Chimistes. Ne seroit-il pas plutôt étonnant qu'on ne le devînt pas en s'occupant sans cesse de la préparation des médicamens; et n'est-il pas vrai de dire même que ceux qui en faisant des drogues, broyent, dissolvent, distillent, subliment, fondent, vitrifient, cristalisent, précipitent, pour obtenir les produits qu'ils cherchent, en supposant même qu'ils travaillent en simples manœuvres, font encore de la Chimie sans s'en douter.

Sans doute, on ne reviendra plus désormais

à regarder la Chimie, comme le seul art de préparer des drogues : on ne pourra plus la voir uniquement resserée dans les laboratoires de Pharmacie, et n'y servant, comme autrefois, qu'à éclairer les compositions médicamenteuses; mais il sera toujours vrai que plus disposée à y choisir son domicile, par la nature même de ces lieux, par les instrumens et les matériaux qui les meublent, et par un rapprochement nécessaire de travaux et d'occupations, la Chimie ne les abandonnera jamais, et y puisera toujours un aliment approprié à ses goûts, comme à ses besoins. L'occasion d'y étudier les effets réciproques des corps, y est sans cesse offerte au Pharmcien; elle le poursuivroit presque malgré lui, quand il s'obstineroit à la repousser. Si lorsque, prenant un vol plus hardi et passant de l'art utile de faire des préparations médicamenteuses à la mission sublime d'expliquer les plus grands phénomènes de la nature, elle a paru abandonner sa première origine pour se confondre avec la Physique, si on l'a vu renoncer au sein de sa nourrice, ne dissimulons pas que celle-ci n'a pas été sans quelques torts à son égard. Combien de préjugés n'a-t-il pas fallu combattre pour maintenir cette ancienne alliance, & pour empêcher le facheux divorce dont elles ont été menacées ! Quel courage, quelle ardeur n'a-t-il pas fallu aux jeunes Chimistes que leurs maitres même éloignoient de l'étude de la Chimie, pour lui rester fidèles. Les sublimes découvertes de Schèele n'ont-elles pas été un sujet de reproche de la part de deux de ses maîtres successivement. Combien de Pharmaciens qui avoient trop négligé la culture de la Chimie, n'ont-ils pas exigé le même sacrifice ou la même opinion de la part de leurs élèves. Ne vous a-t-on pas dit que depuis que la Chimie est devenue plus physique, c'es-à-dire, plus applicable à toutes les branches de l'étude de la nature, elle a cessé d'être aussi nécessaire à la Pharmacie ; elle en a négligé et presque dédaigné les opérations, elle a détourné de ses pratiques spéciales, de son manuel particulier, ceux qui s'y sont adonnés ; en un mot, elle a nui à ses progrès, à son apprentissage. N'a-t-on pas voulu la bannir comme une étude dangereuse, qui détourne de la véritable route qu'on doit suivre, du but qu'il faut atteindre dans la Pharmacie ; si un pareil préjugé devenoit plus général et plus répandu, c'en seroit fait de l'antique illustration de la Pharmacie ; deshéritée de ses droits anciens à la création et au perfectionnement de la Chimie, on la verroit bientôt réduite d'une part aux seules manipulations d'un art borné, et de l'autre aux spéculations commerciales ; dès-lors que d'occasions heureuses perdues pour l'avancement de la science ; que de sujets qui auroient pu lui rendre de grands services enlevés à sa culture; quelle discordance entre deux genres de connoissances expérimentales si heureusement liées par leurs travaux et par l'harmonie de leurs rapports. Le même préjugé, la même erreur, a fait un tort irréparable à la médecine, et en a reculé les progrès. Il fut un temps où toutes les parties de la science de la nature, la Botanique, la Zoologie, la Minéralogie, l'Anatomie, la Chimie philosophique, la Physique générale et particuliere, la Géométrie même et la Mécanique, étoient presque exclusivement étudiées et enseignées par des Médecins, succédant aux Moines dont les leçons et les copies ont devancé les Ecoles et l'Imprimerie : c'étoit par leurs soins, par leurs infatigables travaux que toutes les branches des Sciences naturelles avoient été singulièrement avancées : on les voyoit peupler les Universités, les Académies, les Compagnies savantes : pénétrés du sentiment de leurs forces, ils se sentoient élevés au-dessus des autres hommes et supérieurs aux Praticiens qui négligeoient toutes ces connoissances : leur réputation, leur gloire en leur suscitant des rivaux jaloux, tandis qu'ils n'auroient dû avoir que des émules ardens, a excité l'envie : on a blâmé les longues études de cabinets, les recherches minutieuses, les dissections soignées, les expériences exactes : on les a dènoncées comme inutiles, comme superflues, comme dangereuses même ; on en a détourné les Étudians ; on a voulu devenir Médecin sans tant de soins & de peine ; on a même voulu tourner en ridicule les Médecins-Botanistes, Anatomistes, Naturalistes, Chimistes, tandis que des peuples voisins plus sages les appellent toujours des Physiciens. Qu'alloit-il arriver ? L'art auroit réellement perdu de sa splendeur ; les vrais savans auroient diminué, leurs anciennes études chéries auroient été cultivées par des hommes indépendans ; les Médecins n'auroient bientôt plus été considérés que comme des guérisseurs, ainsi qu'ils le vouloient en quelque sorte eux-mêmes, et toutes ces sciences prétendues accessoires, tandis qu'elles étoient les véritables fondemens de l'art de guérir, en quittant leur ancien azile dans les facultés de médecine, n'auroient plus fourni à cet art le seul flambeau qui puisse le conduire dans la route obscure et presque ténébreuse encore de la Physique animale, si des institutions nouvelles élevées sur les vrais principes de la Philosophie naturelle ne se disposoient pas à détourner pour jamais de nous ce funeste présage, et à opposer une digue insurmontable à ce torrent débordé de l'empyrisme aveugle, de la médiocrité routiniere.

Voilà ce qui arriveroit immanquablement à la Pharmacie, dans le cas où le préjugé contre l'utilité de la Chimie dans l'étude et l'exercice de cet art, tout scientifique, prendroit plus de force et d'extension : mais heureusement ce dangereux effet n'aura pas lieu. On peut bien faire accroire aux hommes qu'on est médecin sans avoir étudié les sciences physiques ; on peut bien même traiter des malades sans être botaniste, physicien, naturaliste, anatomiste, puisque cela se voit à chaque heure du jour et dans chaque lieu du monde, mais on ne peut pas être pharmacien, on ne peut pas faire la plus simple opération pharmaceutique, exécuter la plus médiocre et même la plus mauvaise formule, sans faire une opération chimique, sans observer, presque malgré soi et par la seule curiosité innée, des effets de l'attraction élective. Allons cependant plus loin, ne soyons pas seulement chimistes, malgré nous et Minerve ; ne laissons pas plus long-temps peser sur l'art ce préjugé qui le dégrade et le flétrit ; prouvons que non-seulement il n'est aucune occupation humaine qui ait plus de rapport avec la Chimie que la Pharmacie, et qui puisse l'avancer davantage, mais encore qu'aucun art ne peut tirer plus de secours de la chimie, et se perfectionner davantage par son propre avancement, que celui de la préparation des médicamens.

D'abord s'il n'est aucune substance simple ou composée qui ne puisse exercer sur nos corps une action médicamenteuse quelconque, et dont le médecin ne puisse obtenir quelques effets utiles, il est évident, par cela même, que le pharmacien doit connaître avec exactitude les progrès de l'analyse chimique, et se servir des moyens et des procédés connus en chimie, propres à mettre les diverses substances naturelles dans l'état d'appropriation où elles doivent être pour agir sur nos organes. Depuis les pierres les plus inertes, dont l'analyse a tant illustré notre confrère Klaproth au milieu de ses procédés pharmaceutiques, et qui lui a fait trouver deux terres nouvelles, la Strontiane et la Zircône, jusqu'aux matières animales les plus composées, dans la connoissance desquelles les pharmaciens Margraf, Rouelle et Scheèle nous ont préparé les voies et ouvert une route si glorieuse aujourd'hui, il n'est pas un produit de la nature que le médecin ne puisse appeler à son secours, et que le pharmacien ne doive savoir reconnoître et préparer, purifier, combiner, ou décomposer de différentes manières.

Le Docteur Beddoës est occupé en ce moment en Anglererre, de recherches très-utiles sur les effets des diverses espèces de gaz dans les maladies. Le gouvernement anglais a mis deux mille cinq cents livres sterlings à sa disposition pour suivre ces belles expériences. Il a déjà obtenu des succès du gaz azote inspiré dans la phtisie pulmonaire, du gaz oxigène respiré dans les éruptions cutanées et les ulcères rebelles ; bientôt les pharmaciens seront appelés à préparer et à fournir les diverses espèces de fluides élastiques aux malades ; il faut donc qu'ils en connoissent exactement l'origine, l'extraction, la nature et les propriétés distinctives.

Mais sans parler des choses nouvelles, des vues fournies par les progrès de l'analyse moderne sur l'appropriation médicamenteuse d'une foule de corps qui reposent encore dans le sein de la nature ou dans les atteliers chimiques, jusqu'à ce que la science médicale plus avancée, vienne les en tirer pour combattre les maladies ; jettons un coup-d'œil rapide sur les immenses avantages que les découvertes faites depuis la naissance de la chimie Pneumatique ont procurés à la pharmacie, et conséquemment sur l'indispensable nécessité de les bien connoître et de les appliquer progressivement aux opérations pharmaceutiques. A peine les premières notions sur l'air fixe et sur la propriété de prendre la forme aériene reconnue par Black, Cavendish et Priestley, dans plusieurs substances salines, furent-elles répandues en Angleterre, que l'ingénieux pharmacien Woulfe imagina ces appareils précieux destinés à recevoir et à condenser dans l'eau les vapeurs acides et ammoniacales qui s'échappaient avant lui par les tubulures, et qui, en se répandant dans les laboratoires, allaient y corroder les poumons de l'artiste, les instrumens de métal, et verser dans l'atmosphère la plus grande partie des produits qu'on se proposoit de recueillir. Quel bienfait rendu à la Pharmacie par les lumières de la Chimie ? Quel avantage n'en tirons-nous pas chaque jour pour la préparation des acides nitrique et nitreux, muriatique, sulfureux, de l'ammoniaque ? A combien d'opérations pharmaceutiques n'a-t'on pas appliqué depuis ces flaçons condensateurs qui ont tout-à-la-fois le quadruple avantage de recueillir tous les produits, de les donner bien purs et concentrés au degré que l'on désire, de ne plus incommoder l'opérateur et dégrader nos instrumens, et d'avertir en même-temps l'artiste des degrés de feu qu'il doit administrer et de la marche accélérée ou rallentie qu'exigent ses opérations. Quelle amélioration ne fournissent point encore au pharmacien instruit ces industrieuses et commodes additions faites à l'appareil de Woulfe par Welther, pour s'opposer aux effets de la raréfaction, de la condensation des vapeurs, du poids de l'atmosphère, pour enlever, diminuer ou augmenter la pression, pour verser sans délutter les appareils, les liquides dans les matras, dans les cornues ? Calculez les profits et les perfectionnemens remarquables que la Pharmacie a puisés et qu'elle peut puiser encore dans la connoissance exacte des terres et des alcalis caustiques, des attractions de l'acide carbonique pour ces bases terreuses et alcalines, des combinaisons du soufre avec elles en sulfures, en sulfures hydrogénés et en hydro-sulfures ; dans l'analyse et l'imitation des eaux minérales ; dans les attractions électives de l'oxigène depuis l'hydrogène et le carbone, jusqu'aux métaux les plus facilement réductibles, attractions qui donnent des moyens aussi prompts que nouveaux, de former et de décomposer des acides, des oxides métalliques, d'obtenir des métaux, de les allier, de les purifier, de les oxider plus ou moins fortement, de les combiner avec les acides ou avec les bases terreuses ou alcalines ; dans les affinités des acides pour ces bases qui éclairent sans cesse sur la préparation et la décomposition des sels neutres, des terres absorbantes ; dans la connoissance de l'acide muriatique oxigéné qui donne entr'autres plusieurs procédés neufs, autant que faciles, de préparer le mercure doux, le sublimé corrosif, les divers précipités ou oxides des métaux ; dans ces distinctions si lumineuses et si immédiatement utiles aux arts économiques des divers acides végétaux et animaux ; dans cet art que j'appellerois presque merveilleux, de tirer pour ainsi dire du néant la plûpart de ces acides, de les former de toutes pièces avec les gommes, les mucilages, les tissus ligneux, au moyen de l'acide nitrique qui change les proportions et détruit l'équilibre de leurs principes par l'oxigène qu'il y ajoute ; dans cette manière si remarquable d'agir des acides sur l'alcool : calculez, dis-je, ce que toutes ces données, ces résultats, ces expériences de la chimie pneumatique, ont porté de lumières et de moyens dans les procédés pharmaceutiques, et vous serez bientôt convaincus des inappréciables avantages que cette science verse sur la pharmacie; il faudroit, comme je l'ai indiqué, un ouvrage *ex professo* pour faire connoître ces intimes rapports entre ces deux parties, et je n'ai pu, je n'ai même voulu que vous donner quelques apperçus généraux.; ils vous suffiront sans doute pour m'aider à combattre ce préjugé contre la nécessité d'une étude sérieuse et profonde de la chimie pour la pratique exacte de la pharmacie; car il ne faudrait pas se borner ici à des généralités et à des principes; ce n'est pas la surface autour de laquelle il faut se jouer, c'est la science elle-même dans tous ses détails, dans toute sa profondeur, qu'il faut conquérir. On n'est pas chimiste pour avoir fait quelques cours ou quelques opérations; il faut plusieurs années d'étude et de pratique pour le devenir. Il faut sur-tout se mettre au courant de toutes les expériences, de toutes les découvertes nouvelles, ne rien laisser en arrière; il faut se garder encore de prononcer sur les théories modernes, sur les faits nouveaux, sans les avoir étudiés et médités avec le soin et le temps qu'ils exigent, car il n'y aurait ni l'espérance du succès, ni l'amélioration certaine dont je parle, sans la connoissance étendue de toutes les parties de la chimie ; et comme la pharmacie ne tireroit aucun véritable avantage d'une étude légère et superficielle de la chimie, de même ceux qui se seroient bornés à cette surface ne pourroient pas rendre à la chimie, dans leurs opérations pharmaceutiques, les services qu'elle a droit d'attendre d'eux. Sans ses grandes lumières, sans ses profondes méditations en chimie, Scheèle n'eût pas donné une foule de modifications avantageuses aux procédés pharmaceutiques; nous n'aurions pas ses méthodes pour obtenir le muriate mercuriel doux, la poudre d'algaroth, l'acide benzoïque, le vinaigre de lait, l'acide gallique, l'acide oxalique, le principe doux des huiles ; comme sans ses opérations pharmaceutiques qui ont fait naître pour lui des occasions si multipliées et si précieuses de bien observer, nous n'aurions pas les découvertes chimiques qui porteront son nom à la postérité. J'en dirai autant des Rouelle, des Margraff, des Méyer, des Woulfe, des Klaproth, des Hermbstadt, et de tous ceux qui marchent parmi nous sur leurs traces, dans leur double carrière chimique et pharmaceutique.

J'ai prouvé jusqu'ici que la chimie est née de la pharmacie; qu'au renouvellement et à l'époque de la révolution chimique, elle ne s'en est séparée qu'en apparence; qu'elle a conservé toujours un de ses asiles dans son berceau primitif; que l'union de la chimie et de la pharmacie est une alliance naturelle vraiment indissoluble ; que l'influence réciproque de l'une et de l'autre est sans bornes comme sans danger ; qu'on doit à la chimie moderne d'immenses perfectionnemens pharmaceutiques ; enfin, qu'il est impossible de séparer désormais ces deux branches de connoissances. J'aurais pu tirer mes exemples de votre sein et les multiplier alors bien davantage ; mais je parlais à des hommes dont la modestie égale l'instruction, et j'aurais pu blesser l'une sans intéresser l'autre. Je n'ai d'ailleurs qu'esquissé les premiers traits d'un plan qui comprenant, dans son ensemble, l'histoire de la pharmacie, pourrait former un ouvrage d'une exécution bien au-dessus de mes forces, pour lequel il faudrait réunir un grand nombre de collaborateurs, et dont il m'a suffi de vous offrir l'idée, bien sûr qu'elle fructifiera parmi vous ; il me reste à vous entretenir de la nécessité de lier plus étroitement encore la chimie à la pharmacie, ainsi qu'à vous proposer quelques moyens que je médite depuis long-temps et qui m'ont paru propres à accélérer réciproquement et simultanément leurs progrès. La première portion de ce discours n'a roulé que sur le passé ; la seconde va s'occuper du présent et s'élancer dans l'avenir. L'une nous a présenté de glorieux souvenirs ; l'autre va nous ouvrir une carrière d'espérances plus glorieuses encore.

Quoiqu'il soit bien évident, d'après ce que

j'ai exposé jusqu'ici, qu'il est impossible d'être Pharmacien sans être Chimiste, ou de faire des opérations de Pharmacie sans faire, en même temps, des expériences et des observations de Chimie : il faut convenir néanmoins que cet avantage inappréciable pour l'avancement simultané de toutes les deux qui résulte de leur union intime, s'affoiblit beaucoup, et peut aller jusqu'à disparoitre entièrement, lorsque subjugués par un préjugé barbare ou paralysés par une indifférence funeste, les Pharmaciens négligent de tourner au profit de la Chimie leurs travaux pharmaceutiques. Aussi mettrai-je au premier rang des moyens propres à rendre plus étroite et plus indissoluble l'alliance de la Chimie et de la Pharmacie, le conseil aux Pharmaciens de ne négliger aucune des occasions qui se présentent à chaque instant dans les manipulations pharmaceutiques, d'obferver les phénomènes chimiques qui les accompagnent ou qui les suivent, de tenir avec une scrupuleuse exactitude des notes sur ces phénomènes, de les inscrire avec ordre sur des registres au moment même où elles se présentent, de se former en un mot un journal fidèle de toutes leurs opérations. Outre l'avantage personnel qui en résultera pour leur intérêt, quel recueil de faits et d'expériences ne présentera pas la réunion et la comparaison de ces journaux ? Combien de choses importantes, de résultats utiles obtenus par chacun de vous, ne sont-il pas perdus pour la science, parce que vous ne les avez pas inscrits ; combien n'en trouve-t-on pas dans les entretiens que nous avons ensemble sur les procédés de l'art, qui rapprochés les uns des autres et comparés, auroient contribué si efficacement au progrès de la Chimie. La somme de tous ces faits isolés et perdus pour l'esprit humain, est véritablement inapréciable, comme la lumiere qu'ils auroient fournie, si on les avoit concentrés dans un seul foyer. J'ose dire qu'il n'est pas un de vous qui, dans la suite de sa carrière pharmaceutique, n'ait observé une foule de phénomènes plus ou moins remarquable, dont la mise en commun deviendroit un trésor utile à tous. Voulez-vous rendre profitables toutes ces observations encore incohérentes et inordonnées ; voulez - vous concourir tous à l'avancement de la Chimie et de la Pharmacie, réunissez tous ces rayons épars, confondez tous ces ruisseaux égarés, communiquez-vous réciproquement vos connoissances particulières, que cette échange fraternelle de lumières se fasse entre vous par écrit à des jours convenus, qu'aucun ne se dispense de cette convention, et qu'en y souscrivant, chacun de vous se rendre compte d'ici à un terme court de ce qu'il a observé de particulier, et soyez persuadés d'avance que rien n'est indifférent, que depuis l'art d'extraire les sucs des plantes jusqu'à celui de faire la préparation chimique la plus compliquée, tout devient, pour l'observateur attentif, une source de lumières et de recherches; le hasard même a sa recolte dans le vaste champ de la nature, et quelquefois elle est plus heureuse, plus abondante encore que celle du travail le plus opiniâtre. Ne passez donc rien sans le voir et l'inscrire; donnez plutôt trop que pas assez; ne soyez pas repoussés par l'idée d'apporter trop peu de choses à la masse commune. Dans les monumens qu'on éleve à la science de la nature, chaque grain de sable trouve sa place, comme les matériaux les plus vastes, et ce n'est qu'à force de réunir des fragmens multipliés qu'on arrive à former un tout imposant. Ce fait que sa simplicité vous porte à mépriser, tient son rang parmi ceux qu'il faut employer pour former un ensemble. N'est-ce pas ainsi que sont nées parmi vous les découvertes de la présence du gluten dans les fécules, dans l'opium, dans le papier, dans le linge, dans les sucs de citron et d'orange, dans les fortes décoctions des bois et des écorces; de celle du soufre dans les sucs et les préparations diverses du raifort, du cochléaria, du beccabunga, du chou, de la patience, du blanc d'œuf; de celle du sucre dans la betterave, dans le panais, dans le maïs; du camphre dans la racine d'aunée, dans les huiles volatiles de romarin, de sauge, de lavande; de celle de l'albumine dans les sucs de beaucoup de plantes ; de l'acide benzoïque dans la vanille, l'eau distillée de canelle ; enfin une foule d'autres découvertes dont l'énumération seroit superflue, et dont l'application à l'aggrandissement de la science chimique est immédiate. N'oubliez pas d'ailleurs que cette riche moisson de faits isolés, d'observations plus ou moins précieuses, qui ne peut s'offrir qu'à vous seuls, puisque vous êtes seuls les dépositaires des moyens toujours renaissans que la Pharmacie vous donne de les récolter, est une dette sacrée que le bien des hommes exige de vous.

A cette source inépuisable de découvertes inattendues, de faits isolés et non moins utiles aux progrès de la science de la nature, réunissez immédiatement ces analyses exactes autant que précieuses, des principales substances médicamenteuses, végétales ou animales, encore peu ou mal connues. L'examen chimique de la casse, du tamarin, des corallines, du quinquina, du salsola-soda, des savons, des divers espèces de lait, des fourmis, du castoreum, comme celles des mines spathiques de plomb, de l'étain de divers pays, des cendres bleues, de la liqueur fumante de Libavius dans le règne minéral, n'ont-elles pas illustré leurs auteurs que vous possédez au milieu de vous, en éclairant la médecine ou l'administration sur les propriétés et les usages de ces produits de la nature ou de l'art. Combien d'importantes analyses n'a-t-on pas droit d'attendre encore de vous, qui traitez sans cesse les matériaux que la botanique, la minéralogie ou la zoologie confient à vos recherches ? De quels autres hommes pourra-t'on espérer d'avantage pour la connaissance des principes de l'opium, ce médicament héroïque qui prête tant aux méditations du philosophe, de l'ipécacuanha, du camphre, de l'aloës, de la scammonée, des gommes résines, de l'arnica, du safran, de la cigüe, et de cette longue liste de plantes âcres ou vireuses qu'on multiplie tant depuis quelques années en médecine, et dont il faut apprendre à modérer, à enchaîner les effets, ou à diriger convenablement l'action énergique.

Oublierai-je dans cette série de travaux importans que je présente à votre zèle et qui semblent vous appartenir en propre, les utiles observations, qu'elles vous ont déjà donné ou qu'elles vous donneront occasion de faire, par rapport aux effets que produisent la plupart de ces corps médicamentaux sur les organes de ceux qui les préparent ? Omettrai-je encore dans cette classe de recherches si utiles aux hommes, celles des contre-poisons dont la pressante nécessité et l'urgence des malheurs qui en exige l'emploi, vous fait un devoir impérieux de vous occuper sans relâche ? Citerai-je ici les succès qu'on a obtenus avec les décoctions du quinquina dans les accidens produits par le tartrite d'antimoine, par l'acétite et les oxides de cuivre, et en général, dans tous les empoisonnemens, par les âcres métalliques ; avec la magnésie pure dans ceux qui sont produits par les âcres acides; avec le sulfure alcalin et ferrugineux, dans ceux que font naître les substances arsénicales ; avec l'éther et le vinaigre dans les effets destructeurs des âcres vireux et des champignons. Ai-je besoin de vous annoncer ces succès pour vous engager à les bien connoître, et pour vous inviter non-seulement à les imiter, à les surpasser même, dans les occasions qu'une grande ville ne fait naitre que trop souvent, mais encore à les consigner par écrit dans les savantes réunions que je vous propose.

Il est peu de pharmaciens instruits qui n'ayent eu occasion de perfectionner quelques-uns des procédés de leur art, et qui ne possèdent ainsi quelques moyens nouveaux, et des améliorations quelconques dans la pratique de la chimie. Loin de moi la pensée que l'amour du gain, qui resserre l'ame et rétrécit les idées, puisse donner à aucun d'entre vous le conseil de se réserver, comme des secrets, ces corrections ou ces pratiques perfectionnées, ces voies simplifiées et courtes qui contribuent si avantageusement aux progrès de la science. L'exemple de ceux qui ont été publiés à différentes époques par plusieurs membres de cette société, sur la préparation de l'oxide de fer noir ou Ethiops martial, du tartrite d'antimoine, des diverses espèces d'éther, du phosphore et de l'acide phosphorique qu'on commence à employer en médecine, du phosphate de soude qu'on substitue avec fruit au sulfate de soude ou *sel de Glauber*, du carbonate de potasse saturé, de l'acétite de mercure, et d'un grand nombre d'autres produits chimico-pharmaceutiques qui remplissent les journaux de médecine, de physique, et les annales de chimie ; cet exemple, dis-je, ne doit laisser aucun doute sur la pureté et le noble désintéressement de vos intentions. Je vois donc encore dans cette collection des méthodes que chacun de vous s'est faites, et dans le rapprochement des procédés corrigés, améliorés ou rectifiés, qui vous sont personnels, une nouvelle source de richesse qu'il est instant de faire fructifier.

Vous compterez encore au nombre de vos travaux pharmaco-chimiques, l'analyse des substances médicamenteuses nouvellement conquises par les voyageurs naturalistes dans les contrées lointaines, dans les deux Indes, dans l'Afrique et dans nos Colonies. Les racines de columbo et de Jean Lopès, le pain de fourmi, la resine ou gomme Kino, les divers sucs gommeux et résineux aussi inconnus dans leur nature, qu'ils commencent à se multiplier dans nos Cabinets, et une foule d'autres substances intéressantes par leurs propriétés utiles deviendront autant de sujets que vous vous empresserez de traiter, et qui vous fourniront peut-être des résultats imprévus.

Vous trouverez également à exercer l'art analytique sur les remèdes mystérieux que la cupidité, le mensonge et l'imposture ou même un intérêt malentendu de la part de leurs auteurs, offrent à la crédule inquiétude des malades; ce sera pour la Société une occasion précieuse d'éclairer sans cesse le public, sur les recettes pillées dans les anciennes Pharmacologies, et renouvellées sous des noms fastueux; sur les préparations inertes et inutiles; sur celles qui sont dangereuses par leur âcreté ou leur propriété vireuse; sur les cosmétiques qui portent si souvent avec eux au lieu d'une action indifférente ou nulle, une puissance répercussive menacante pour la santé de ceux qui en font un imprudent usage; enfin sur les remédes étrangers, et surtout anglais, qu'une mode insensée ou intéressée veut substituer aux nôtres. En faisant briller sur chacun de ces objets la lumière de l'analyse chimique, vous désignerez ce qui sera utile et digne d'être conservé, d'avec ce qui n'appartiendra qu'à l'ignorance ou à la charlatanerie.

Ces huit sources abondantes de recherches et de travaux qui semblent être du ressort exclusif des Laboratoires de Pharmacie, et dans lesquelles on ne peut puiser sans emprunter, et rendre en même temps à la Chimie les secours qu'elle doit y donner ou en recevoir, et sans resserer de plus en plus le nœud qui l'attache à la Pharmacie, ne contiennent-elles pas les matériaux d'un ouvrage que réclame depuis long-temps le premier et le plus utile des Arts chimiques, d'un Monument qu'il est digne de vous de lui élever. Déjà plusieurs collections périodiques ou annuelles du même genre sont publiées et très-recherchées chez quelques peuples voisins. L'Allemagne possède des Journaux, des Magasins, des Ěphémérides, des Manúels, des Almanachs uniquement consacrés à la Pharmacie; on y donne les nouvelles découvertes faites dans toutes les branches de Sciences qu'embrasse la connoissance, le choix et la préparation des médicamens. Malgré le crédit, la distinction, la richesse, qui sont l'appanage de cette profession en Allemagne, nous persuadera-t-on que la République française ne puisse pas rivaliser avec elle en ce genre comme en tant d'autres. Croyez-vous d'ailleurs que ces publications d'ouvrages destinés à cet art utile, n'en étendent pas la sphère, n'en multiplient pas les ressources et les moyens, n'en n'aggrandissent pas les avantages, et ne commnadent pas conséquemment plus d'attention, et même de respect de la plupart des hommes. Ces communications avantageuses entre divers genres de Sciences, ces réciprocités d'action et de réaction entr'elles, ce mouvement, cet intérêt, cette considération que les professions lettrées excitent ou procurent, qui mieux que vous saura les faire naître, les entretenir et leur donner un plus grand développement. Vouloir fortement est la premiere, la seule condition essentielle au succès d'une pareille entreprise, lorsque d'ailleurs les moyens d'exécution ne dépendent que de l'harmonie dans la marche qu'il faut tenir, et de l'uniformité dans les pas qu'il faut faire. Bientôt vos efforts recevront le prix dont ils seront dignes. Les Sciences naturelles cultivées, comme elles doivent l'être, par des hommes dont les pensées et les occupations roulent sans cesse sur les productions de la nature, prendront plus d'accroissement par les travaux pharmaceutiques; une noble émulation s'emparera de tous les esprits; la somme de toutes les observations particulières, de toutes les recherches individuelles réunies, formera un faisceau de nouvelles lumières qui accélèrront les progrès de l'art; vos Concitoyens profiteront sans cesse du fruit de vos veilles, et vous payeront en reconnoissance et en estime ce que vous aurez fait pour leur bonheur; les Etrangers vous offriront le même tribut; la fortune même, qu'on ne doit voir ici que comme un moyen de favoriser les projets scientifiques, couronnera ces heureux succès, et vous aurez tout à la fois bien mérité de l'Art, de votre Patrie et de l'Humanité entière.

RÉPONSE

DU CITOYEN TRUSSON,

Directeur de la Société.

LA Société des Pharmaciens de Paris a entendu, avec le plus vif intérêt, la discussion importante sur laquelle vous venez de fixer son attention; il étoit digne de vous, de retracer ici tous les avantages qui résultent de l'union de la Chimie et de la Pharmacie; il étoit digne de cette Assemblée d'apprécier et de sentir toute la force de cette vérité. La nécessité de l'union de ces deux Sciences ne peut plus être un problême aux yeux des savans; et s'il restoit encore quelques doutes sur ce point incontestable, les principes que vous avez établis, l'éloquence avec laquelle vous les avez développés, suffiroient pour dissiper toutes les incertitudes; il est démontré enfin que les connoissances chimiques sont indispensables pour exercer dignement la Pharmacie.

Livré dès votre plus tendre jeunesse à l'étude de la nature, vous n'avez jamais séparé ces deux sciences essentiellement inséparables; et en vous élevant aux recherches de la plus sublime théorie, vous avez toujours eu principalement en vue les progrès de l'art et le perfectionnement de la pratique. C'est ainsi qu'à l'autorité de la raison, vous avez joint une autorité non moins respectable, quand c'est le génie qui la recherche, celle de l'exemple.

Vos rares talens dans toutes les Sciences physiques, et singulièrement dans celles qui sont relatives à la Pharmacie, votre zèle et votre attachement pour cette profession si utile à l'humanité; la justice que vous n'avez cessé de lui rendre, soit dans vos Ecrits, soit dans vos Leçons publiques : tels sont, Citoyen, les titres d'après lesquels la Société s'est empressée de vous appeller dans son sein, et de vous unir à elle par les liens de la Confraternité.

Il en est un autre également cher et respectable à nos yeux, c'est d'être né Pharmacien, et de devoir le jour à un père vertueux, distingué dans son art, et dont le souvenir sera toujours précieux à la Société. Vous reçutes de ce digne père, avec l'exemple de toutes les vertus, les élémens des Sciences qui illustrent aujourd'hui votre nom; héritier de ces mêmes vertus, vous transmettrez à vos enfans ce dépôt précieux, dans toute sa pureté.

La Société ayant renouvellé ses engagemens envers le Public & le Gouvernement, pour l'enseignement et l'avancement des Sciences qui ont rapport à la Pharmacie, elle compte sur vos talens et vos lumières pour l'aider à remplir cette tâche utile et honorable ; ses espérances ne seront point trompées, elle en a pour garans votre zèle pour le progrès des Sciences, votre amour pur et désintéressé pour le bien public.

Organe des sentimens de la Société, il est doux pour moi de pouvoir vous assûrer de toute son estime et de la satisfaction que votre présence lui inspire, si elle s'applaudit de trouver en vous un digne Coopérateur de ses travaux, elle vous présente de son côté ce qui peut le plus intéresser votre cœur, un ami dans chacun des membres qui la composent.

EXTRAIT du registre des délibérations de la Société libre des Pharmaciens de Paris, séante à l'école gratuite de Pharmacie, rue de l'Arbalêtre.

Du 16 Nivôse, an V de la République franç.

APPERT avoir été arrêté à l'unanimité, 1.° que le citoyen FOURCROY est admis au nombre des membres de la Société ; 2.° que le discours qu'il a prononcé dans la Séance de ce jour et la réponse du Directeur seront insérés au procès-verbal, imprimés et distribués à tous les membres de la Société, aux Associés libres et aux Correspondans.

Pour extrait conforme.

BOUILLON-LAGRANGE }
MORELOT } *Secrétaires.*

www.ingramcontent.com/pod-product-compliance
Lightning Source LLC
LaVergne TN
LVHW012016160826
845678LV00002B/860
* 9 7 8 2 3 2 9 6 6 5 0 1 6 *